Baby Shower

_____

_____

_____

_____

_____

Name	Gift

Name	Gift

Name	Gift

Name

Gift

Name

Gift

Name	Gift

Name	Gift

Name	Gift

Name | **Gift**

Name	Gift